CONTRIBUTION

A L'ÉTUDE BIOLOGIQUE DU HARENG

PAR

M. CLIGNY

Directeur de la Station Aquicole de Boulogne-sur-mer

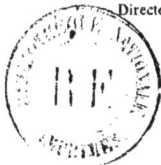

INTRODUCTION

Nous nous sommes proposé d'étudier le cycle biologique et géographique des harengs que l'on pêche pendant l'automne et l'hiver dans la Manche.

Cette étude, fort intéressante au point de vue scientifique, a été réclamée par les conférences internationales pour l'exploration de la mer du Nord (Stockolm 1899 — Christiania 1901) ; elle peut et doit donner des indications très utiles à la pratique des pêches, et c'est à ce titre que l'exécution nous en a été confiée par le Comité consultatif des Pêches au Ministère de la Marine.

L'urgence d'un pareil travail ne peut être méconnue si l'on considère l'extrême importance des industries qui ont pour origine la capture du hareng ; et nos connaissances présentent des lacunes surprenantes qui ressortiront suffisamment du bref exposé qui va suivre.

*
* *

L'œuf est pondu et fécondé à une époque connue (restent à trouver les limites extrêmes de cette période et leurs variations annuelles) ; il se dépose et s'agglutine sur des fonds *imparfaitement* connus ; il évolue suivant des lois connues et dans un temps déterminé ; après l'éclosion, le jeune *paraît* rechercher des eaux peu profondes et peut-être légèrement saumâtres car on le trouve en abondance à la côte, dans les baies, dans les estuaires, jusqu'à la taille de 12 centimètres (ex : White-bait de la Tamise *pro parte*, Blanchaille ou Menuise de Normandie *pro parte.*) *Il est probable toutefois que des jeunes se rencontrent également au large, à la surface ou en profondeur, sinon même sur le fond,* comme il arrive par exemple dans le Loch Fyne où W. Fulton en a trouvé à toutes les profondeurs.[1] Il est extrêmement rare de trouver à la côte des harengs compris entre la taille de 12 cent. et celle de 20 cent. *Il est donc probable qu'à l'âge de deux ans les harengs gagnent le large.*

Presque en tous temps les chalutiers capturent en des points très dispersés quelques individus de tailles variées ; il y a donc en tous temps des harengs dans la Manche et probablement dans toute la Manche ; ces harengs se tiennent en partie, sinon en totalité, au voisinage du fond. *L'inadaptation du chalut usuel, l'irrégularité des captures ne permettent pas de conclure quoi que ce soit sur la densité des harengs, sur la régularité de leur dispersion, non plus que sur leur présence ou leur absence entre le fond et la surface.* Il est vraisemblable pourtant que les individus sont dispersés, sans quoi on les trouverait en grand nombre dans l'estomac des poissons prédateurs qui ne manqueraient point de suivre les réunions nombreuses.

Pendant les mois de mai, juin, juillet, les bateaux armés aux petits manets pour la pêche du maquereau prennent dans la Manche une faible quantité de harengs gras (sans organes génitaux développés), il y a donc au moins quelques harengs à la surface, et sans doute en prendrait-on davantage si la grandeur des mailles, si le mouillage du filet étaient mieux adaptés à la taille et aux mœurs du hareng. En tous cas il est fort probable que les harengs ne sont pas très nombreux à la surface, ou qu'ils y sont très dispersés, sans quoi les pêcheurs au cours des siècles s'en seraient avisé, et ils en auraient poursuivi la capture au lieu de s'en aller à grands frais et grands risques chercher du hareng à la même époque par delà les Shetland et jusqu'aux Fœroë.

Reste à démontrer que ces harengs d'été sont bien de la même race que ceux qui donnent lieu à la grande pêche d'hiver. La même question se pose pour les harengs de côte qui apparaissent en petit nombre à la fin de septembre et qui sont la proie des tendeurs de parcs.

La grande pêche commence sur les bancs de Flandre dans les premiers jours d'octobre, se poursuit devant Calais vers le 15 de ce mois, devant Boulogne aux environs de la Toussaint et jusqu'à la fin de novembre, vers la Hève et Antifer au mois de décembre, dans la baie de Seine et jusqu'à Cherbourg en janvier, février et même jusqu'au mois de mars.

(1) T. Wemyss Fulton - Report of an Inquiry on the action of the herring seine-net. = Eighteenth annual report of the Fishery board for Scotland.

Il semble que ce soit le même banc qui se déplace, mais il se peut aussi que des races ou variétés locales se trouvent en diverses stations (Harengs de la Plata, Harengs de Cherbourg)[1]; quoiqu'il en soit une série de problèmes se posent au sujet du banc. Et d'abord d'où vient-il ? Est-ce la suite du banc que l'on pêche en septembre sur la côte anglaise devant Yarmouth et Lowestoft ? Est-ce au contraire un banc distinct, et en ce cas d'où viennent les individus qui le composent, comment viennent-ils, pourquoi viennent-ils? Quelle est la répartition des tailles et des âges dans ce banc? (la répartition des tailles dans la pêche est fonction des dimensions de la maille du filet et le lot pêché ne représente pas le banc lui-même).

Quelle est la répartition du banc en profondeur : comment varie cette répartition avec l'éclairement (de jour et de nuit), avec la température, les vents, les courants, la houle, le plankton, toutes questions essentielles aux pêcheurs et pour lesquelles ils possèdent des règles empiriques parfois contestables; quelles sont les lois du déplacement horizontal, quel rôle y joue l'instinct et dans quelle mesure est-il influencé par les circonstances actuelles que nous venons d'énumérer? Enfin comment se fait la disparition du banc, et que deviennent jusqu'à l'année suivante les individus qui ont échappé aux filets?

Nous en avons dit assez pour poser la plupart des questions à résoudre et faire ressortir leur intérêt. Pour quelques unes d'entre elles l'institution des recherches demeure incertaine ou difficile. Mais pour la grande majorité, la marche à suivre s'impose nettement : elle se résume en deux points : 1º Définir la race de harengs ou, si possible, le banc de harengs que l'on veut étudier, et cela de façon à pouvoir en reconnaître toujours les individus. 2º Poursuivre cette race pendant toute l'année et en tous lieux ; ce sera dans l'intervalle des pêcheries ordinaires, une poursuite incessante avec tous les engins possibles de fond, de surface, ou d'entre deux eaux ; et pendant la période des pêches l'observation continue de celles-ci et leur complément à l'aide de filets plus larges ou plus serrés, plus profonds ou plus superficiels que ceux adoptés dans la pêche industrielle.

Un pareil programme exige donc des recherches très longues, très assidues et parfois très arides; il réclame l'attention permanente d'un ou plusieurs hommes, libres de toute autre préoccupation ; il nécessite de fréquentes sorties à la mer en toutes saisons, il oblige à des relations ininterrompues et familières avec les pêcheurs, il nécessite un laboratoire, situé dans un centre important d'armement et de pêche, spécialement outillé,

(1) On a cru longtemps sur une observation de Valenciennes que les harengs de Calais étaient distincts de ceux de Dieppe et la question reste entière.

pourvu de bateaux, de personnel naviguant, d'engins spéciaux, de crédits étendus.

Il nous paraît peu compatible notamment avec l'enseignement, ou toute autre fonction imposant de façon analogue des devoirs inéluctables à dates fixes : et nous insistons fortement sur ce point parce qu'on peut être tenté de faire à cet égard des erreurs regrettables.

Les laboratoires d'enseignement sont peu propres à ce genre de recherches, à raison de leur clientèle spéciale, de leur direction intermittente, de leur outillage insuffisant, à raison aussi de la situation géographique du plus grand nombre d'entre eux.[1] L'idéal est donc la réunion de tous les moyens d'action dans quelques laboratoires spécialement affectés à ces recherches.

La Station Aquicole de Boulogne satisfait admirablement à la plupart des exigences ; il ne lui manque guère que quelque matériel et quelques crédits pour être parfaitement appropriée aux recherches dont nous avons tracé le programme

Nous avons l'ambition et l'espoir d'y faire d'utile besogne en ce sens malgré les quelques défectuosités qu'elle peut encore présenter.

Dans ce premier travail nous nous sommes proposé : 1o de déterminer les caractères des harengs de la Manche et plus particulièrement de ceux que l'on pêche devant Boulogne pendant le mois de novembre ; 2o de comparer ces harengs à ceux que l'on pêche en d'autres mers et que Heincke a définis au moins provisoirement ; 3o de comparer particulièrement les harengs de Boulogne à ceux que l'on pêche dans la Manche en d'autres points ou à d'autres époques ; 4o de comparer là où les races de la Manche à celles des régions limitrophes pour essayer de délimiter son habitat.

Au début de nos recherches nous avons adopté purement et simplement la méthode de mensurations et de moyennes préconisée par Heincke, parce qu'elle nous semblait la meilleure et la plus éprouvée, parce qu'elle permet des comparaisons avec les races établies par Heincke, parce qu'elle nous a permis aussi d'utiliser une quantité de documents et de mensurations brutes accumulés à la Station Aquicole à différentes reprises. Au cours de notre

---

(1) Les Anglais ont reconnu à l'essai des inconvénients de ce genre et le laboratoire Ecossais de Dunbar pour l'étude des pêches vient d'être transféré à Aberdeen. Dans un rapport récent l'Ichthyological Committee (commission parlementaire des pêches) propose la création de Laboratoires spéciaux à Plymouth pour la Manche, à Liverpool pour la mer d'Irlande, à Grimsby pour la mer du Nord. Pareillement et pour les mêmes raisons, les Allemands se proposent de déplacer leur magnifique Station d'Héligoland ; les Norwégiens ont installé leur Laboratoire des pêches à Bergen et non à Christiania qui est pourtant leur capitale scientifique.

travail certaines défectuosités nous sont apparues dans la méthode et aussi certaines lacunes regrettables, et nous avons dès lors rassemblé les matériaux utiles pour y remédier, mais ces modifications n'apparaîtront nulle part dans ce premier mémoire, et nous conserverons au moins provisoirement les symboles employés par Heincke avec la signification qu'il y a attachée.

L longueur totale prise du bout du museau à la ligne qui joint les pointes de la caudale.
D distance du bout du museau à l'extrémité antérieure de la nageoire dorsale.
V distance du bout du museau à l'extrémité antérieure des nageoires ventrales.
A distance du bout du museau à l'anus.

$$Di = \frac{L}{D} \qquad Vi = \frac{L}{V} \qquad Ai = \frac{L}{A}$$

An longueur de la nageoire anale divisée par la longueur totale du corps L.
Ds longueur de la nageoire dorsale divisée par la longueur totale du corps L.
$lcpl$ longueur latérale de la tête (du bout du museau au bord postérieur de l'opercule). divisée par la longueur totale du corps.
$lcps$ longueur supérieure de la tête (du bout du museau à la crête occipitale) divisée par la longueur latérale de la tête.
lcr longueur du crâne divisée par la longueur latérale de la tête.
lmd longueur de la mâchoire inférieure.
V nombre total des vertèbres.

Ajoutons que tous les harengs étudiés sont des adultes mesurant au moins 22 centimètres de long (moyenne générale 26,5) et tels que toute correction à raison de leur âge serait inutile, comme nous le montrerons dans un cas topique.

HARENGS DE LA MANCHE ET DU PAS-DE-CALAIS

Les harengs dont nous allons nous occuper se sont trouvés, par la force des choses, répartis en deux groupes distincts, et la comparaison des résultats obtenus pour chaque groupe va nous permettre d'élucider plusieurs questions à la fois.

Le premier groupe (A) comprend 376 harengs qui tous ont été capturés à l'automne (novembre et début de décembre) ils viennent tous des environs de Boulogne, parages où la pêche est concentrée presque exclusivement à cette époque de l'année : ils proviennent tous (sauf 12) de la campagne de 1892 et ont été mesurés par MM. Sauvage et Canu.

Le second groupe (B) comprend 406 harengs qui tous ont été capturés en hiver (janvier à mars) ils ont été pris pour la plupart aux environs du Cap d'Antifer au cours de cette pêche que les matelots Boulonnais dénomment pêche de la Plata : ils proviennent presque tous de la campagne de 1901-1902 et ont été mesurés par nous même.

Les deux groupes se distinguent donc par l'année, la saison, les parages de capture, et aussi par la personnalité de l'observateur. L'interprétation eut été difficile si les résultats avaient été différents car on aurait pu incriminer dans une mesure inconnue les erreurs personnelles de mensuration, les variations annuelles des races, aussi bien que la confusion de deux races ou davantage ; mais nous allons voir que ces deux lots sont pratiquement identiques, ce qui écarte à posteriori les critiques préjudicielles. Nous aurons donc établi :

1o Que les erreurs de mensuration ont un effet négligeable sur les moyennes.

2o Que les variations d'une année à l'autre sont négligeables.

3o Que les harengs d'automne (ou de Boulogne) sont identiques aux harengs d'hiver (ou de la Plata) en tant que race.

§ I. — **Caractéristiques des nageoires.**

Pour le lot A, (376 harengs d'automne pris devant Boulogne) nous trouvons :

$$Di = 2,189 \qquad Vi = 2,043 \qquad Ai = 1,506$$

Pour le lot B, (406 harengs d'hiver ou de la Plata) nous trouvons :

$$Di = 2,182 \qquad Vi = 2,048 \qquad Ai = 1,504$$

Ces chiffres sont extrêmement voisins en valeur absolue et peuvent être regardés comme coïncidant de façon parfaite : ainsi les deux valeurs de Ai rapportées à un hareng moyen de 27 centimètres correspondent à une différence de 2/10 de millimètre pour la position de l'anus. Les valeurs de Vi et Di correspondent à une différence de 4/10 de millimètre pour l'origine de la nageoire ventrale et de la nageoire dorsale ; or nous verrons dans une analyse plus détaillée que dans un lot très homogène, provenant d'un même coup de filet, la position de la dorsale et de la ventrale varie très fréquemment et très amplement. La variation *moyenne* de la dorsale est, par exemple, de 4 centièmes, c'est-à-dire que *la moitié seulement* de nos harengs ont l'indice dorsal compris entre 2,14 et 2,22 (Voir *infra*, p. 47). Les variations observées ici d'un groupe à l'autre, sont moindres que les erreurs personnelles qu'on pourrait légitimement redouter.

La concordance de ces trois caractères nous fait prévoir l'identité des deux groupes en tant que race, et cette conclusion aurait même, dès maintenant, un haut degré de probabilité si les caractères en question étaient réellement distincts et indépendants [1]. Quoi qu'il en soit, nous pouvons, au moins pour ces caractères, réunir les deux groupes en un seul, et nous trouverons ainsi pour l'ensemble des harengs de la Manche (782 harengs).

$$Di = 2.185 \qquad Vi = 2.045 \qquad Ai = 1.505$$

Si nous traduisons ces chiffres dans les notations symboliques de Heincke, nous aurons :

$$2\ [a - b]\ [I - II]$$

notre race étant à la limite précise de *2aI* et de *2bII* et très sensiblement même à la limite des notations *1aI* et *2bII* : résultat conforme à celui qu'avait exprimé M. Canu dans un travail antérieur (E. Canu. — Note sur la distribution du hareng etc. — Bulletin de la *Société Centrale d'Aquiculture et de Pêche*, nov. déc. 1897). Nos chiffres diffèrent sensiblement de ceux que Heincke avait obtenus sur un lot d'ailleurs trop restreint de harengs du Hâvre. Les nôtres présentent une très forte probabilité, non seulement parce qu'ils résultent d'un très grand nombre de mesures individuelles, mais encore parce

---

(1) On peut constater dans les tableaux de Heincke que les trois indices Di, Vi, Ai, croissent et décroissent ensemble, avec un remarquable parallélisme, que si l'un des repères rétrograde vers l'arrière, il en est généralement de même pour les deux autres. Heincke constate que parmi toutes les combinaisons possibles entre les indices, on rencontre surtout les suivantes : 1 a I, 2 b II, 3 c III, etc. Or, il est facile de voir que si l'on ajoute ou retranche une même quantité aux quatre longueurs L, D, V, A, on passera d'une formule telle que 2 b II, à des formules 3 c III, 4 d IV, ou 1 a I, 000. Morphologiquement cette observation signifie que les variations portent bien plus sur la moitié antérieure du corps que sur le triangle formé par l'anus, la nageoire dorsale et la nageoire ventrale.

qu'on les retrouve le plus souvent comme moyennes pour les groupes de 25 à 40 harengs qui constituent l'ensemble étudié.

Les indices An et Ds expriment la longueur des nageoires réduite en millièmes de la longueur du corps ; nous en avons fait la moyenne pour 332 harengs provenant exclusivement de la pêche de 1902 et nous avons trouvé

$$An = 99,8 \qquad Ds = 110,0$$

Les indices individuels présentent des variations assez étendues autour des moyennes, mais ces moyennes correspondent bien aux maxima de fréquence. On peut constater que la différence entre les indices Ds et An est relativement constante ; elle est comprise entre 8 et 12 dans 50 % des individus ; la dorsale est rarement plus courte que l'anale, environ trois fois sur cent individus ; en revanche, dix pour cent de nos harengs ont les deux nageoires égales.

§ II. — Caractéristiques de la Tête

Les indices caractéristiques de la tête ont été pris exclusivement sur le lot B que nous avons mesuré nous-même. Les chiffres obtenus sont comme toujours suspects d'erreurs systématiques et d'erreurs accidentelles et la valeur relative de ces erreurs sera plus grande que pour les dimensions précédentes, puisque les dimensions mesurées sont bien plus faibles, la précision absolue des mesures étant d'ailleurs sensiblement la même. Néanmoins le nombre des individus étudiés est assez grand pour qu'on puisse espérer raisonnablement la compensation des erreurs accidentelles.

Il n'en est pas de même des erreurs systématiques et celles-ci peuvent prendre assez d'importance pour rendre illusoires ou douteuses les comparaisons faites avec les chiffres de divers auteurs. Ainsi la longueur de la tête ne sera point la même suivant que la bouche est complètement close ou entrebaillée. Une erreur systématique de 1 m/m sur la longueur de la mandibule amène une variation de deux unités dans la valeur de l'indice moyen correspondant et suffit pour faire d'une race à machoire courte une race à machoire longue ou inversement. Mais il peut se rencontrer une circonstance encore plus défavorable : tous les indices relatifs à la tête sont rapportés à la longueur de celle-ci : si donc il existe des erreurs systématiques de sens contraire sur la dimension mesurée et sur la longueur de la tête, l'indice se trouvera affecté d'une erreur systématique beaucoup plus forte ; il suffira par exemple d'une erreur d'un demi millimètre sur la mandibule et d'un millimètre sur la longueur de la tête pour produire dans les circonstances les plus défavorables une variation voisine de deux unités sur l'indice correspondant à la mandibule.

La longueur totale latérale de la tête est exprimée en centièmes de la longueur totale du corps ; la moyenne obtenue est $lcpl = 20,0$, c'est-à-dire que la tête est exactement un cinquième de la longueur du corps. La longueur supérieure de la tête rapportée à la longueur totale latérale nous donne

$$lcps = 73,06$$

La longueur du crâne pareillement rapportée à la longueur latérale de la tête donne $lcr = 58,8$

Enfin la longueur de la machoire inférieure est représentée par l'indice moyen $lmd = 54,004$

§ III. — Vertèbres et Chevrons

Nous avons compté les vertèbres sur 125 harengs et établi la moyenne de ce nombre : il ne peut y avoir aucune erreur sur nos chiffres, attendu que les squelettes ont été complètement préparés et que le dénombrement a été fait soigneusement et à plusieurs reprises et nous trouvons

$$V = 56,57$$

D'ailleurs le nombre des individus étudiés est suffisant pour que le chiffre obtenu soit bien représentatif de la race étant donné la faible étendue des variations.

Les individus se répartissent ainsi :

```
     7 individus ayant 55 vertèbres soit  6 % environ
    48       —        56      —      soit 38 %    —
    62       —        57      —      soit 50 %    —
     8       —        58      —      soit  6 %    —
```

Le rang de la première vertèbre pourvue d'un arc hémal clos est

```
         5 fois le 23e
        33   —    24e
        58   —    25e
        19   —    26e
         2   —    27e
         2   —    28e
En moyenne... ...  24,88.
```

Ainsi il y a en moyenne 23,88 vertèbres sans arc hémal clos (thoraciques) et 32,69 — avec arc hémal clos (caudales)

Le nombre des écailles en carène comprises entre les nageoires ventrales et l'anus a été établi sur 416 harengs du lot A par MM. Canu et Sauvage.

Il est en moyenne de 14,23 (14,3 pour 282 harengs étudiés par M. Canu — 14,1 pour 134 harengs étudiés par M. Sauvage.) Ce chiffre est fort différent de celui que Heincke a donné et il ruine la principale caractéristique des harengs de la Manche telle que le savant auteur allemand l'avait décrite. Loin d'être particulièrement fréquent le chiffre de 17 carènes est tout à fait exceptionnel. En effet sur 416 harengs

3 présentent	12 carènes	soit environ	7	°/₀₀
75 —	13 —	—	180	°/₀₀
192 —	14 —	—	462	°/₀₀
117 —	15 —	—	281	°/₀₀
27 —	16 —	—	65	°/₀₀
2 —	17 —	—	5	°/₀₀

Tous les harengs ainsi étudiés forment-ils une seule et même race ? Nous l'avons supposé à priori et nous en avons même donné un commencement de preuve en observant que les harengs pêchés à l'automne devant Boulogne ont quant aux indices *Di*, *Vi*, *Ai*, les mêmes valeurs que les harengs pêchés en hiver devant la Hève et jusqu'à Cherbourg. Ce résultat n'est point conforme aux préjugés habituels : Valenciennes estime que l'on peut distinguer les harengs de Calais des harengs de Dieppe, mais il le fait avec beaucoup de réserve : en fait la distinction est possible mais elle tient seulement aux époques de pêche ; les harengs de Calais sont pris en automne et *pleins* ; les harengs de Dieppe sont pêchés au cours de l'hiver, après la ponte : ce sont des harengs *guais* fort diminués par l'évacuation des produits sexuels, et très amaigris : mais l'auteur apporte un caractère plus précis qui suffirait incontestablement à séparer nos harengs en deux groupes, s'il était exact ; les harengs de Calais auraient la tête contenue 5 fois dans la longueur (*lcpl* = 20,0) les harengs de Dieppe auraient la tête contenue 5 fois 1/3 dans la longueur totale (*lcpl* = 18,6). Nous n'avons rien trouvé de pareil, ni jamais observé aucun écart sensible sur ce point.

Enfin Valenciennes ajoute que les pêcheurs boulonnais distinguent et mettent à part des harengs à museau noir pointu. Nous avons eu maintes fois l'occasion et M. Canu [1] avant nous, de répéter cette observation. Mais l'étude minutieuse de ces harengs au faciès spécial, nous a montré qu'il s'agit seulement d'individus particulièrement émaciés, dont la tête même est amaigrie, et ceci nous a paru correspondre souvent aux époques qui suivent

---

(1) SAUVAGE et CANU.— Le hareng des côtes de Normandie en 1891 et 1892 – Annales de la Station Aquicole de Boulogne-sur-Mer. — Volume 1. 1892.

immédiatement la ponte, bien que certains harengs bouvards présentent déjà ce facies particulier ; l'aspect du museau noir, effilé et amaigri devient extrêmement frappant si le hareng a subi une dessication relative. Or, c'est ce qui arrive quand les pêcheurs de Boulogne commencent à s'éloigner notablement du port vers l'aval, c'est-à-dire en janvier, après le plus fort de la ponte.

L'observation précédente peut être généralisée ; les pêcheurs, les marayeurs reconnaissent assez bien l'origine du poisson à mesure qu'on le débarque sur les quais, mais leur diagnostic est établi seulement sur des caractères superficiels ou momentanés, sur la fraîcheur plus ou moins grande du hareng, sur son état sexuel (proportion des harengs pleins et des harengs guais) sur son état général (maigreur plus ou moins accusée) sur quelques préjugés plus ou moins fondés, et surtout sur la connaissance des fonds où se pratique la pêche dans des circonstances et à une époque déterminées.

Malgré maintes tentatives nous ne sommes pas arrivé à isoler des races distinctes dans la série des individus que nous avons étudiés.

On sait qu'à défaut de toute présomption, le mélange de deux races peut être décelé fréquemment par l'examen des tableaux statistiques qui représentent la variation des divers caractères. Nous allons donc examiner et discuter les courbes correspondant aux variations de Di, Vi, Ai. Les tableaux I. II. III. donnent ces courbes brutes en traits pleins.

Nous avons pris pour abcisses les valeurs progressivement croissantes des indices et pour ordonnées la fréquence de chaque valeur. Nous y avons superposé en ponctué des courbes corrigées obtenues en remplaçant chaque ordonnée par la valeur moyenne de l'ordonnée elle-même et des deux ordonnées contiguës. Ces courbes corrigées qui ont la même physionomie sont plus simples et plus lisibles que les courbes brutes car elles en éliminent dans une certaine mesure les écarts accidentels, *et elles sont tout aussi rigoureuses.*

La courbe corrigée relative à Di est assez régulière et présente un seul maximum : il correspond à la valeur $Di = 2,19$ ce qui est la moyenne générale de l'indice comme on l'a vu plus haut. On y peut voir en outre, que les variations sont assez étendues en chaque sens et assez fréquentes; de plus les variations par excès et par défauts ont également probables; enfin l'amplitude de la courbe montre que la valeur de Di caractérise assez mal un groupe de harengs, à moins que le groupe ne soit très nombreux. La courbe brute est plus accidentée, mais il n'y a pas lieu de s'en étonner et l'on ne peut espérer une régularité plus grande. Dans la figure I *bis* nous avons superposé la même courbe et la courbe correspondante établie pour la race des harengs d'automne des environs de Kiel. Il s'agit là d'une des races les plus certaines,

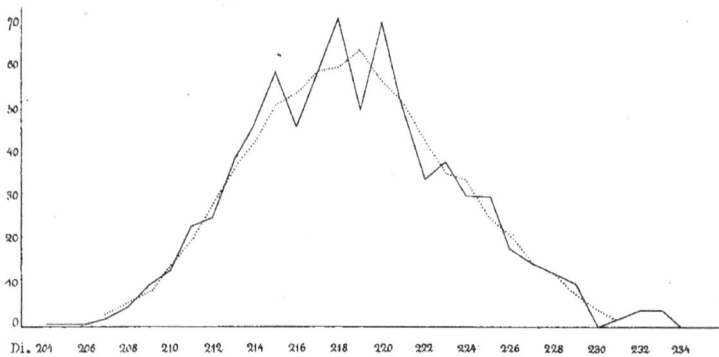

Fig. 1 *Répartition des Valeurs de* Di
——— *Courbe brute*
·············· *Courbe corrigée*

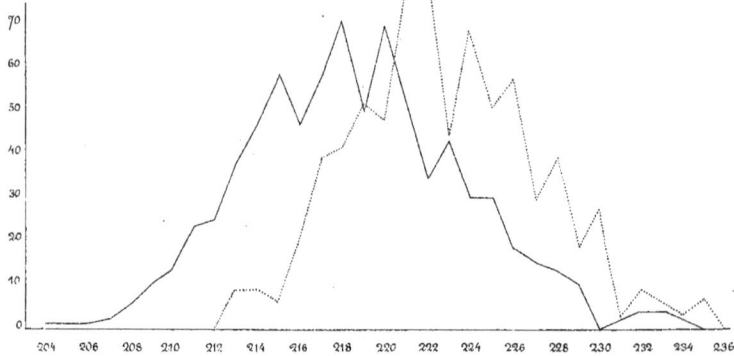

Fig. 1 bis *Valeurs de* Di (——— *pour les harengs de la Manche*,
(·············· „ „ *de Kiel*)

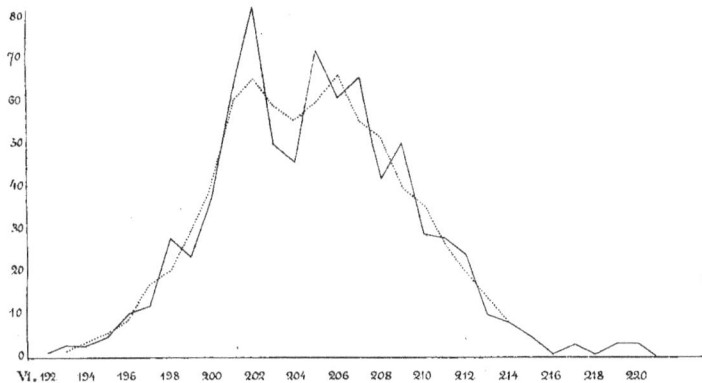

Fig. II *Répartition des Valeurs de* Vi
_____ *Courbe brute*
.... *Courbe corrigée*

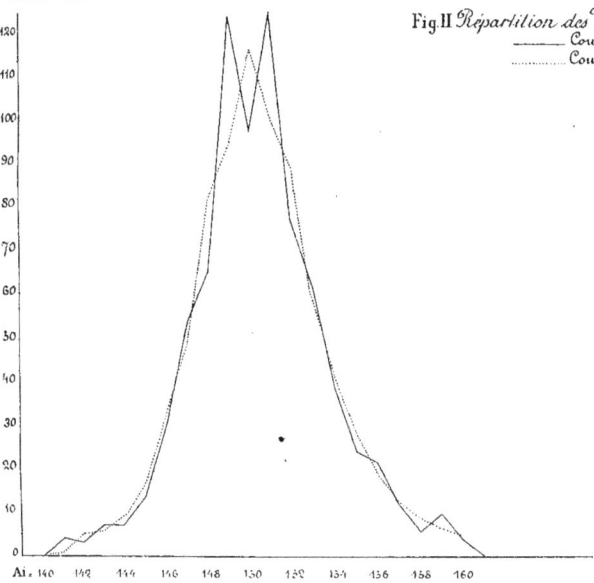

Fig. III *Répartition des Valeurs de* Ai
_____ *Courbe brute*
.... *Courbe corrigée*

les mieux définies et les mieux étudiées de Heincke. La courbe ponctuée a été construite à l'aide de ses chiffres (Tab. I) et ramenée à l'échelle convenable pour faciliter la comparaison. On voit que les deux courbes présentent une étroite analogie, même amplitude, même étalement du maximum, mêmes oscillations dans la région maxima, même symétrie grossière par rapport à l'abcisse moyenne.

La courbe relative à l'indice Vi est un peu plus accidentée et plus étalée : elle présente en particulier deux maxima ou groupes de maxima séparés par une dépression assez large ; et la courbe corrigée conserve ces deux maxima qui correspondent aux valeurs $Vi = 2,02$ $Vi = 2,06$: la moyenne générale que nous avions trouvée $Vi = 2,04$ se trouve ainsi correspondre à un minimum relatif. Pour l'indice Ai la courbe est extrêmement élevée et resserrée, et ceci montre que l'indice subit de faibles variations qui peuvent s'exercer d'ailleurs aussi bien dans un sens que dans l'autre : nous en pouvons conclure que Ai caractérisera très bien une race, et toute variation notable de cet indice dans la comparaison de deux groupes permettra de conclure à des races distinctes. Mais la courbe de Ai d'ailleurs très régulière présente deux maxima situés de part et d'autre de la valeur moyenne générale : celle-ci correspond à un minimum relatif peu sensible d'ailleurs qui est le maximum de la courbe corrigée.

Nous nous sommes assuré que l'anomalie de la courbe Ai, la plus significative de toutes, à coup sûr, ne correspondait point à un effet de l'âge : on aurait une anomalie de ce genre si l'on mêlait par parties égales des harengs adultes et de très jeunes harengs de la même race dont l'anus occupe comme on sait une position plus rétrograde. Or, nous avons trouvé pour les variations de Ai en fonction de la taille, la répartition suivante :

Tailles de				Valeur moyenne de Ai =	
220-229ᵐᵐ	(13 harengs)				1,488
230-239	(49	—	)	—	1.499
240-249	(113	—	)	—	1,507
250-259	(169	—	)	—	1,507
260-269	(231	—	)	—	1,507
270-279	(153	—	)	—	1,504
280-289	(39	—	)	—	1,507
290-	(16	—	)	—	1,523

On voit que pour les harengs compris entre 24 et 29 centimètres, c'est-à-dire pour les 90 centièmes de l'ensemble étudié, l'indice Ai conserve très exactement la même valeur. Pour les harengs plus petits ou plus grands, le nombre en est trop restreint pour permettre une conclusion ferme : on y relève pourtant la migration relative de l'anus vers la tête, phénomène bien connu pour toute la période de croissance du hareng jusqu'à l'état adulte.

Incidemment, ce tableau permet de répéter une observation déjà faite plus haut. Si l'on groupe d'une façon quelconque l'ensemble des harengs étudiés, sans tenir compte des valeurs particulières d'un indice, on retrouve dans chaque groupe, comme valeur moyenne de l'indice, la valeur moyenne générale trouvée pour l'ensemble. Ce résultat, conforme d'ailleurs à la loi des grands nombres, permet d'affirmer l'extrême probabilité de la valeur moyenne générale trouvée pour l'ensemble.

L'anomalie des courbes ne résulte pas davantage de l'époque de la pêche, puisque nous avons montré au début que les harengs péchés en novembre-décembre (lot A) avaient les mêmes indices que les harengs péchés de janvier à mars (lot B) Si maintenant nous examinons les divers lots partiels en les groupant par origine, nous aurons :

Pour 113 harengs pris devant Calais et Boulogne et qui appartiennent incontestablement au même banc.

$$[113 \; Harengs] \qquad Di = 2,186 \qquad Vi = 2,048 \qquad Ai = 1,500$$

Pour 179 harengs pris dans les parages de la Hève et d'Antifer au cours de la pêche dite de la Plata.

$$[179 \; Harengs] \qquad Di = 2,171 \qquad Vi = 2,048 \qquad Ai = 1,496$$

Enfin pour un ensemble de lots provenant des parages de Cherbourg

$$[77 \; Harengs] \qquad Di = 2,198 \qquad Vi = 2,044 \qquad Ai = 1,509$$

Nous avons écarté de cette statistique des lots péchés çà et là dans l'intervalle des fonds habituels, ou péchés sur les fonds principaux en dehors des époques habituelles. Aucun des trois lots retenus ne se distingue de l'ensemble et n'apparaît comme une variété justifiant les accidents des courbes ; et l'indice Vi notamment conserve pour tous trois la valeur moyenne que nous avions calculée pour l'ensemble. L'anomalie des courbes ne décèle donc pas un mélange de races. Elle provient selon toute apparence du mélange des harengs pleins et des harengs vides, l'évacuation des produits sexuels modifiant sensiblement la distance de l'anus au museau et surtout la distance des nageoires ventrales au museau : nous ne sommes pas encore en mesure d'apporter des chiffres précis à l'appui de cette interprétation, mais nous le ferons sans doute dans une note ultérieure.

Dans la discussion qui précède, nous avons laissé de côté les caractères anatomiques ou ceux que fournit la mensuration de la tête; toutes les courbes relatives à ces caractères militent en faveur d'une race unique et il suffit d'y jeter un coup d'œil pour reconnaître la parfaite homogénéité de l'ensemble. On y voit que les variations sont peu considérables, qu'elles se font indifféremment par excès et par défaut à partir du maximum, et que celui-ci correspond bien à la moyenne des valeurs de l'indice : cette valeur moyenne de l'indice est donc exactement représentative de la race et pourra servir à caractériser celle-ci sous réserve des observations que nous avons faites précédemment au sujet des erreurs systématiques.

En résumé, la grande pêche industrielle pratiquée dans la Manche pendant l'automne et l'hiver porte sur *une race unique, homogène, parfaitement définie.*

STABILITÉ DES CARACTÈRES DE LA RACE

Dans le chapitre précédent nous avons défini les harengs de la Manche par la valeur moyenne de certains indices ; mais déjà nous avons eu recours incidemment aux courbes représentatives de ces indices pour introduire une notion nouvelle : nous avons remarqué que certaines courbes très étalées et peu élevées dénotaient une grande variabilité du caractère correspondant ; (c'est ainsi que la nageoire dorsale se déplace autour de sa position moyenne beaucoup plus que ne fait l'anus) et de plus nous avons fait remarquer que ces courbes très étalées définissent leur maximum ou la valeur moyenne de l'indice avec une précision médiocre, alors que les courbes très aigües définissent parfaitement leur maximum. Il est nécessaire de préciser ces notions pour en tirer quelque parti.

Si l'on choisit un caractère métrique et si l'on étudie sa variation, on constate qu'elle obéit à une loi connue en mathématiques sous le nom de loi des erreurs d'observations : or les principes du calcul des probabilités montrent que l'on doit prendre pour définir le type la moyenne des mesures obtenues : on aura ensuite à définir la précision du type par une fonction convenable des écarts observés à partir du type : c'est ainsi qu'on définira la précision d'un tir par la distance moyenne des balles au centre de la cible, ou par une fonction analogue des écarts ; ce que nous définirons dans le cas particulier qui nous occupe, c'est la *stabilité* du caractère ; si l'on désigne par M la moyenne calculée des valeurs d'un indice, par e^1, e^2 .....e_n, les écarts que

présentent les diverses valeurs de l'indice par rapport à cette moyenne, on
remarque que

$$(1) \begin{cases} \dfrac{\Sigma e}{n} = \dfrac{1}{K\sqrt{\pi}} \\[2mm] \dfrac{\Sigma e^2}{n} = \dfrac{1}{2K^2} \\[2mm] \dfrac{\Sigma e^3}{n} = \dfrac{1}{K^3\sqrt{\pi}} \\[2mm] \dfrac{\Sigma e^4}{n} = \dfrac{1}{4K^4} \end{cases}$$

Ces formules remarquables peuvent se déduire du postulatum de Gauss :
la probabilité pour que l'erreur d'une mesure soit comprise entre $\triangle$, et $\triangle + d\triangle$
est une fonction $f(\triangle)\, d\triangle$ de l'erreur $\triangle$: on peut vérifier à postériori
qu'elles s'appliquent au cas qui nous occupe : elles mettent en évidence un
facteur $\dfrac{1}{K}$ qui est une constante caractéristique de la courbe : si le nombre
des mesures est assez considérable, le coefficient $\dfrac{1}{K}$ pourra être calculé indifféremment par l'une quelconque des formules (1) : ce sera par exemple, à
un facteur numérique près, la grandeur moyenne de la variation. Quand le
nombre des mesures est médiocre, la caractéristique $\dfrac{1}{K}$ sera définie d'une façon
meilleure par la seconde des formules.

$$\frac{1}{2K^2} = \frac{\Sigma e^2}{n}$$

Mais Heincke ne s'en est pas tenu là, et pour avoir des résultats comparables aux siens, nous allons introduire un coefficient nouveau : au lieu
de caractériser l'ampleur des variations par l'*écart moyen* $\dfrac{1}{K} = \sqrt{\pi}\ \dfrac{\Sigma e}{n}$
ou $\dfrac{1}{K} = \sqrt{2}\ \sqrt{\dfrac{\Sigma e^2}{n}}$ il la caractérise par l'*écart probable* qui lui est propor-
tionnel ; nous allons le calculer : la probabilité d'un écart compris entre
z et $z + dz$ est égale à

$$\frac{K}{\sqrt{\pi}}\, e^{-K^2 z^2}\, dz$$

la probabilité d'un écart moindre que h en valeur absolue sera

$$\frac{2K}{\sqrt{\pi}} \int_0^h e^{-K^2 z^2}\, dz$$

$$\frac{2}{\sqrt{\pi}} \int_0^{Kh} e^{-t^2}\, dt$$

Si nous appelons écart probable celui dont la probabilité est $\frac{1}{2}$, sa valeur s'obtiendra en résolvant par rapport à h ou à Kh l'équation

$$\frac{2}{\sqrt{\pi}} \int_0^{Kh} e^{-t^2} dt = \frac{1}{2}$$

$$\text{ou} \int_0^{Kh} e^{-t^2} dt = \frac{\sqrt{\pi}}{4}$$

On a dressé un tableau des valeurs de la fonction qui constitue le premier membre pour des valeurs très resserrées de la limite d'intégration : en se reportant au tableau, on voit que l'équation sera satisfaite pour

$$Kh = 0,47693$$

$$h = \frac{0,47693}{K} = 0,47693 \ \sqrt{2} \ \sqrt{\frac{\Sigma e^2}{n}}$$

$$= 0,6745 \ \sqrt{\frac{\Sigma e^2}{n}}$$

C'est cette valeur de h que nous appellerons *variabilité du caractère* : son inverse $\frac{1}{h}$ pourrait être appelé *stabilité du caractère* : on voit qu'il correspond à un écart h tel qu'il y ait autant de chances pour qu'un hareng pris au hasard se trouve dans l'intervalle $M \pm h$ ou en dehors de cet intervalle.

L'analyse mathématique peut nous fournir encore un renseignement des plus utiles. Nous avons besoin de connaître le degré de confiance que mérite la moyenne trouvée en supposant qu'il n'ait pas été fait d'erreur systématique. Ce degré de confiance sera d'autant plus grand que l'on aura étudié plus de harengs, mais il ne sera pas le même pour tous les indices d'un même lot, car il dépend de la nature de la courbe ; il est évident que celle-ci détermine son maximum, toutes choses égales d'ailleurs, d'autant mieux qu'elle est plus aigüe. Il est impossible de connaître l'erreur certaine de la moyenne, ni même *aucune limite certaine* de l'erreur, mais on peut calculer la probabilité d'une erreur déterminée : en particulier, l'erreur probable sera égale à $\frac{h}{\sqrt{n}}$, h et n étant définis comme plus haut, et cela veut dire qu'il y a une chance contre une pour qu'elle soit inférieure à $\frac{h}{\sqrt{n}}$: il y a 999 chances contre une pour qu'elle soit inférieure à $\frac{5h}{\sqrt{n}}$. Nous pourrons donc admettre qu'il y a une certitude pratique pour que l'indice soit compris dans l'intervalle $\frac{M+5h}{\sqrt{n}}$ ces considérations appliquées à nos harengs fournissent le tableau suivant ces indices étant multipliés par 100. [1]

---

[1] Les erreurs systématiques faites sur les indices se retrouvent intégralement sur leurs moyennes, et les limites où peut se mouvoir l'indice en seront pareillement affectées. En revanche la caractéristique de variabilité sera indépendante de toute erreur systématique. Les erreurs accidentelles s'éliminent toujours à cause du grand nombre des mesures qui conduisent aux moyennes.

Indices	Valeur moyenne	Variation moyenne $\frac{\Sigma e}{n}$	Variation probable $h = 0,6745\sqrt{\frac{\Sigma e^2}{n}}$	Erreur probable $\frac{h}{\sqrt{n}}$	Erreur pratique $\frac{5h}{\sqrt{n}}$	Limites de l'indice
Di	218,5	4,01	3,3657	0,1211	0,6055	217,9 — 219,1
Vi	204,5	3,65	3,1043	0,1115	0,557	203,9 — 205,0
Ai	150,5	2,14	2,140	0,077	0,385	150,1 — 150,9
$lcpl$	200	5,02	4,1505	0,154	0,770	199,2 — 200,8
$lcps$	73,06	1,71	1,518	0,09053	0,45	72,7 — 73,505
lcr	58,8	1,32	1,126	0,07011	0,35	58,4 — 59,2
lmd	54,00	1,12	1,022	0,06255	0,31	53 69 — 54,31
V	56,57	0,61	0,4717	0,04254	0,213	56,36 — 56,78
Cr	14,23	0,69	0,58	0,0285	0,142	14,18 — 14,38
Harengs du Kieler Bucht (*207 harengs à partir de 20 cent. Tab. I de Heinke*)						
Di	222,1	3,30	2,9187	0.2166	1,0379	221, — 223,
Vi	205,9	3,38	3,066	0,2131	1,065	204,8 — 207,0
Ai	152,6	1,99	0,9867	0,0080	0,343	152,3 — 153,

Le tableau se passe de commentaire et les chiffres qu'il contient nous serviront dans la comparaison des harengs de la Manche avec les races étudiées par Heincke ou par nous-même. Nous y avons adjoint les chiffres relatifs aux indices Di, Vi, Ai, pour un lot de harengs étudiés par Heincke et provenant du Kieler Bucht et des environs. On voit d'abord que les indices sont assez différents et l'on peut même dire par l'inspection de Di et de Ai qu'il s'agit bien de races distinctes : la même conclusion ne pourrait être tirée rigoureusement des seules valeurs de Vi car les intervalles où flotte cet indice pour les deux groupes empiètent légèrement l'un sur l'autre.

Nous remarquerons encore que les nageoires dorsales et ventrales présentent dans les deux groupes une variabilité très analogue; seulement la dorsale est plus stable que les ventrales dans les harengs allemands alors que c'est l'inverse pour les harengs de la Manche. Enfin dans les harengs du Kieler Bucht, l'anus présente une stabilité beaucoup plus grande que dans les nôtres et il en résulte que sa position moyenne est aussi bien déterminée dans une race que dans l'autre malgré le nombre assez restreint des harengs étudiés pour le Kieler Bucht.

COMPARAISON DES HARENGS DE LA MANCHE ET DES RACES
ÉTABLIES PAR HEINCKE

La comparaison de nos résultats avec ceux de Heincke ne sera pas toujours concluante car le savant allemand a opéré souvent sur des lots trop restreints et les moyennes qu'il en déduit présentent dès lors une incertitude notable : d'autre part il a confondu en des groupes polymorphes les harengs de localités voisines ayant même époque de ponte, mais offrant des caractères assez divers ; il en résulte que certains de ces groupements ont un caractère provisoire ou une physionomie complexe que nous ne pouvons préciser.

Les caractères les plus stables d'une race sont, comme on l'a vu, ceux qui se rapportent aux dimensions de la tête : malheureusement ils sont aussi les plus suspects d'erreurs systématiques et nous ne pourrons leur attribuer qu'une importance médiocre. Les indices relatifs à la position des nageoires ou de l'anus laissent moins de prise à cette critique, et nous les considérerons comme plus démonstratifs, mais leur variabilité étendue entraîne une suspicion sur la valeur moyenne toutes les fois qu'il s'agit de lots trop restreints.

Enfin les meilleurs caractères de tous et les plus probants, sont le nombre des vertèbres ou des carènes ventrales car les erreurs systématiques ne sont pas à craindre ici et d'autre part la stabilité du caractère est grande dans chaque race : il est vrai que la stabilité est grande aussi dans l'espèce tout entière et nous aurons à comparer des chiffres très sûrs et très fixes, mais très voisins.

Nous allons commencer notre comparaison par les indices Di, Vi, Ai, qui, pour les races de Heincke sont résumés dans le tableau ci-dessous. Nous y avons substitué nos propres chiffres à ceux de Heincke pour la 8e race, (celle des harengs de la Manche); la 9e race (harengs d'automne du Sud de la mer du Nord), et la 10e race (harengs d'automne du Nord de la mer du Nord) feront l'objet un peu plus loin, d'une étude spéciale plus approfondie.

Race de la Manche....................... [182][1] 2,785   2,045   1,505

1o Race. — Islande......................
[13] 2,17 } 2,16 2,00 } 2,01 1,52 } 1,54
[15] 2,15   2,02   1,56

(1) Les chiffres entre crochets correspondent au nombre des harengs étudiés.

2o Race. — Hébrides (février).......... [30] 2,16 ⎱ 2,175 2,04 ⎱ 2,035 1,53 ⎱ 1,534
                 (juillet).......... [31] 2,19 ⎰   2,03 ⎰   1,54 ⎰

3o Race. — Printaniers de l'Ecosse orientale (Firth of Forth)....... [30] 2,18   2,04   1,53

4o Race. — Printaniers de Norwège :
             (Sommersild). [102] 2,20 ⎱ 2,20 2,06 ⎱ 2,05 1,56 ⎱ 1,555
             (Vaarsild)..... [82] 2,20 ⎰   2,04 ⎰   1,55 ⎰

5o Race. — Printaniers du Skagerrak :
             (Vaarsild). [20] 2,24 ⎱ 2,224 2,10 ⎱ 2,074 1,55 ⎱ 1,54
                       [37] 2,22 ⎰   2,06 ⎰   1,54 ⎰

6o Race. — Printaniers du Liimfjord, du Belt et de Rügen :
             Liimfjord... [50] 2,166   2,048   1,508
             Grand Belt. [75] 2,246   2,086   1,546
             Stralsund.. [66] 2,21   2,06   1,542

7o Race. — Printaniers de la Baltique occidentale et du Sud de la mer du Nord :
             Schley........ ⎱
             Kieler Bucht.. ⎰ [207] 2,221   2,059   1,526
             Zuydersée..... ⎰

8o Race. — Harengs d'automne de la Manche :

9o Race. — Harengs d'automne du Nord de la mer du Nord........ (Voir infra) 2,195   2,055   1,533

10o Race. — Harengs d'automne du Sud de la mer du Nord........ (Voir infra)

11o Race. — Harengs d'automne du Kattegat et de la Baltique occidentale :
           Varberg......... .... [40] 2,162   2,015   1,495
         • Grand Belt................. [44] 2,212   2,04   1,52
          Kieler Bucht et Kieler Fohrde [195] 2,224   2,078   1,53

12o Race. — Harengs d'automne de la Baltique orientale........ [75] 2,209   2,033   1,538

13o Race. — Strommlinge de la Baltique orientale................. [255] 2,217   2,044   1,533
14o Race. — Harengs de la mer Blanche.. [60] 2,28   2,06   1,57

Ce tableau nous montre immédiatement que la race de la Manche est caractérisée entre toutes par la faiblesse de l'indice Ai : seuls les harengs d'automne de Varberg (11ᵉ race *pro parte*) et les printaniers de Liimfjord (6ᵉ race *pro parte*) ont un indice anal plus faible ou analogue. Or les petites valeurs de Ai correspondent à des positions très rétrogrades de l'anus, et l'on sait que l'anus se trouve très en arrière chez le jeune. *La race de la Manche se trouve donc caractérisée à cet égard par le fait qu'elle retient une disposition juvénile et probablement ancestrale.*

Pour l'indice Vi qui est très variable dans l'étendue de l'espèce, nos harengs occupent une situation moyenne : enfin pour l'indice Di notre moyenne est un peu inférieure à la moyenne générale.

Si nous considérons simultanément les trois indices, les harengs de la Manche se rapprochent beaucoup des harengs printaniers du Liimfjord (6ᵉ race *pro parte*), sensiblement des harengs du Firth of Forth (3ᵉ race), des Hébrides (2ᵉ race), puis dans une certaine mesure des harengs d'automne du grand Belt et des harengs de la mer du Nord septentrionale. Viennent ensuite et de plus en plus loin les trois races de la Baltique, les harengs printaniers de Norwège, etc., et enfin, très à part, le lot de la mer Blanche avec ses trois indices extrêmement élevés et la race d'Islande avec deux indices très faibles et un très fort [1].

valeur : donc à cette égard la race qui nous occupe représente le type moyen de l'espèce.

LONGUEUR DE LA TÊTE. — Nous avons trouvé pour les harengs de la Manche $lcpl = 200$. C'est-à-dire que la longueur de la tête est rigoureusement égale au cinquième de la longueur du corps. Les chiffres donnés par Heincke se répartissent à peu près également de part et d'autre de cette

---

(1) Le parallélisme habituel des trois indices ressort suffisamment de ce tableau (sauf pour la race d'Islande qui constitue une exception remarquable à la règle). Nous en déduirons un procédé pratique pour grouper commodément les races selon les analogies d'indices. Nous ferons pour chacune d'elle la somme $Di + Vi + 2Ai$, donnant ainsi un coefficient de faveur à l'indice anal moins variable mais au moins aussi important que les autres, et nous ordonnerons les résultats :

7,17 11ᵉ RACE p. parte. — Harengs d'automne de Varberg.
7,23 6ᵉ RACE p. parte. — Harengs printaniers du Liimfjord.
7,24 8ᵉ RACE. — *Harengs d'automne de la Manche.*
7,28 3ᵉ RACE. — Printaniers du Firth of Forth, et 2ᵉ RACE. — Harengs des Hébrides.
7,29 11ᵉ RACᴱ p. parte. — Harengs d'automne du grand Belt.
7,30 10ᵉ RACE. — Harengs d'automne du Nord de la mer du Nord.
7,32 12ᵉ RACE. — Harengs de la Baltique occidentale.
7,33 13ᵉ RACE. — Strommlinge, et 7ᵉ RACE. — Printaniers de la Baltique occidentale.
7,35 4ᵉ RACE. — Printaniers de Norwège et 6ᵉ RACE p. parte. — Printaniers de Stralsund.
7,36 11ᵉ RACE. p. parte. — Harengs d'automne du Kieler Bucht et du Kieler Föhrde.
7,38 5ᵉ RACE. — Printaniers du Skagerrak.
7,42 6ᵉ RACE. p. parte. — Printaniers du grand Belt.
7,48 14ᵉ RACE. — Harengs de la mer Blanche.

Nous trouvons comme races voisines :

Les printaniers du Kieler Bucht 200-199 (7e race pro parte).

Les printaniers de Bergen 201-202 (4e race pro parte).

Les harengs d'automne du Kattegat et de la Baltique occidentale 196-202 (11e race).

Les harengs d'automne du Nord de la Mer du Nord 196 (10e race).

S'en éloignent déjà : les harengs *à tête courte* des races suivantes :

Les harengs des Shetland 196-197 (2e race).

Les printaniers d'Ecosse 196 (3e race).

Les harengs d'Islande 195 (1e race).

Et aussi les harengs *à tête longue* :

Les harengs d'automne de la Baltique occidentale 205-207 (12e race).

Les harengs de la Mer Blanche 205 (14e race).

Plus loin encore nous trouverons les harengs *à tête très courte* :

Les harengs printaniers du Liimfjord, du Belt et du Rügen 188-190-193-194 (6e race).

Les harengs printaniers d'Utsire (4e race pro parte).

Les harengs printaniers de Dollart (7e race pro parte).

Et les harengs *à tête très longue* :

Les jeunes harengs de l'Elbe (9e race pro parte).

Les strommlinge de la Baltique orientale (13e race).

Longueur supérieure de la tête. — Pour les harengs de la Manche *lcps* = 73,06, et par rapport à l'ensemble, ce chiffre est assez faible. Il contribue à éloigner de la nôtre un certain nombre de races qui en étaient déjà bien séparées dans les tableaux précédents. Telles sont :

Les harengs de la mer Blanche 7,59 (14e race).

Les strommlinge de la Baltique orientale 75-76 (13e race).

Les jeunes harengs de l'Elbe 76-79 (9e race pro parte) et de Terschelling.

Les harengs d'automne de la Baltique orientale 75 (12e race).

Les printaniers d'Ecosse 71,8 (3e race).

Les printaniers de Stralsund 74,5 (6e race pro parte).

Les harengs d'automne de Fehmarn 74,2 (9e race pro parte).

Les printaniers de la Baltique occidentale et du Zuydersée 73,9 (7e race pro parte).

En revanche, un groupe nombreux avoisine la race de la Manche. Ce sont :

Les printaniers du Skagerrak 73,5 (5e race).

Les harengs d'automne du Sud de la mer du Nord 73,3 (9e race).

Les harengs des Hébrides 73,2 (2e race).

Les printaniers du Liimfjord 73,1 et du Grand Belt 72,6 (6e race pro parte).

Les harengs d'automne du Nord de la mer du Nord 72,5 (10e race).

Enfin les harengs de Utsire (4e race pro parte) ont un indice exceptionnellement faible 71,4.

LONGUEUR DU CRANE. — La valeur moyenne de l'indice *lcr* prise pour 238 harengs de la Manche nous donne le chiffre de 58,8 et cette valeur est assez différente de celle que Heincke avait trouvée pour ses harengs du Havre (60,0). Nous aurions donc quelque raison de craindre une erreur systématique sur le chiffre de Heincke, ou sur le nôtre : mais le lot étudié par Heincke était si restreint (11 harengs) que sa moyenne mérite seulement une confiance limitée. Notre indice 58,8 montre que les harengs de la Manche ont, entre tous, le crane le plus court par rapport à la longueur de la tête : ils se confondent à cet égard avec les harengs d'automne du Sud de la mer du Nord, si l'on prend pour type de ceux-ci, le petit lot de 19 harengs rapportés par la *Sophie* et étudiés par Heincke (Tab. 104).

Si nous rangeons les races de Heincke dans l'ordre des valeurs croissantes de l'indice nous aurons le tableau suivant :

58,8   Harengs de la Manche (8e race).

58,8   Harengs d'automne du Sud de la mer du Nord (9e race).

58,9   Harengs printaniers de Norwège (4e race).

59,1   Harengs d'automne du Nord de la mer du Nord (10e race).

59,9   Printaniers d'Ecosse orientale (3e race).

59,9   Harengs de l'Elbe (7e race pro parte).

60,6   Harengs de Schley (7e race pro parte).

60,9   Strommlinge de la Baltique orientale (13e race).

60,9   Printaniers du Liimfjord, du Belt et de Rügen (6e race).

61,1   Harengs d'automne du Kattegat et de la Baltique occidentale (11e race).

61,7   Harengs de la mer Blanche (14e race).

LONGUEUR DE LA MANDIBULE. — Ce caractère ne nous paraît pas très instructif, car s'il a une grande stabilité dans la race qui nous occupe, il ne paraît pas toujours aussi fixe dans d'autres races parfaitement définies. C'est ainsi que pour les strommlinge de la Baltique orientale, la valeur moyenne de l'indice *lmd* varie suivant les lots de 52,6 à 54,1 c'est-à-dire dans tout l'intervalle de variabilité qui correspond à l'espèce entière. Quoiqu'il en soit les harengs de la Manche ont la machoire inférieure extrêmement longue, puisque son indice *lmd* atteint la valeur 54,0 qui est presque le maximum. En général les races de Heincke forment deux groupes, celui des mandibules courtes :

Printaniers du Liimfjord, du Belt et de Rügen 52,4 (6e race).

Harengs d'automne du Nord de la mer du Nord 52,6 (10e race).

Printaniers de la Baltique occidentale et mer du Nord méridionale 52,6 (7e race).

Harengs d'automne du Varberg et du Kieler Bucht 52,6—52,7 (11e race pro parte).

Printaniers du Skagerrak 52,7—52,8 (5e race).

Harengs d'automne de Fehmarn et du Grand Belt 53,1 (11e race pro parte).

— Celui des mandibules longues :

Harengs des Hébrides 53,2—54 (2c race).

Printaniers de Norwège 53,6 (4e race).

Harengs de la mer Blanche 53,8 (14e race).

Harengs d'automne de la Baltique orientale 53,5—54,6 (12e race).

Harengs du Firth of Forth 54.0 (3e race).

Harengs du Sud de la mer du Nord 54,0 (9e race).

Harengs de la Manche 54,0 (8e race).

INDICE CRANIEN.[1] — Heincke a signalé avec raison la forme caractéristique du crâne chez les harengs de la Manche : cette race est en effet extrêmement brachycéphale : à la vérité nous n'avons pas trouvé pour l'indice cranien une valeur aussi élevée que lui, puisqu'il donne le chiffre de 31,7 tandis que nos mesures portant sur 83 harengs, donnent une moyenne de 31,4 seulement. Notre chiffre, abstraction faite des erreurs systématiques, nous paraît très certain, car les divers lots étudiés ont respectivement pour moyennes 31,0—31,4—31,4—31,4—31,4—31,6—31,6. Les mesures ont été prises d'ailleurs très soigneusement sur le crâne préparé.

Si nous rangeons les races de Heincke en allant des plus brachycéphales aux plus dolichocéphales, nous aurons le tableau suivant :

31,4 Harengs d'automne de la Manche (8e race).

31,1 Harengs printaniers du Zuydersée (7e race pro parte).

31,0 Harengs d'automne du Nord de la mer du Nord (10e race).

31,0 Harengs d'automne du Kattegat et de la Baltique occidentale (11e race).

30,8 Harengs printaniers du Schley (7e race pro parte).

30,6 Harengs de la mer Blanche (14e race).

30,4 — 30,2 Printaniers de Liimfjord, du Belt et de Rügen (6e race).

30,2 Printaniers du Firth of Forth (3e race).

(1) Cet indice est défini, comme dans les races humaines ; c'est le quotient de la largeur maxima du crâne par la longueur de cet organe.

30,1 Printaniers de Norwège (4e race).

29,9 Harengs des Hébrides (2e race).

29,2 Strommlinge de la Baltique orientale (13e race).

Nombre des vertèbres $V = 56,54$.

Ce caractère est réellement crucial, parce qu'il ne peut y avoir d'erreur sensible sur le nombre des vertèbres, parce qu'il s'agit d'un caractère à fluctuations assez réduites dans l'étendue d'une race, enfin parce qu'il s'agit d'un caractère essentiel. Les races à cet égard se répartissent de la façon suivante :

Vertèbres

58   Printaniers de Norwège (4e race).

57,3 Harengs d'Islande (1re race).

56,6 Harengs d'automne du Sud de la mer du Nord (9e race).

56,54 Harengs d'automne de la Manche (8e race).

57,5 Harengs d'automne du Nord de la mer du Nord (10e race).

56   Printaniers du Liimfjord, du Belt etc (6e race).

55,7 Harengs d'automne du Kattegat et de la Baltique occidentale (12e race).

55,5 Strommlinge de la Baltique orientale (13e race).

55,4 Printaniers de la Baltique occidentale et mer du Nord méridionale (7e race).

53,8 Mer Blanche (14e race).

Sans y attacher plus d'importance qu'il ne convient, ou peut remarquer dans ce tableau un curieux accord avec la répartition géographique. Nous pouvons écarter immédiatement les races exotiques ou géographiquement isolées qui correspondent aux valeurs extrèmes, à savoir les harengs de la mer Blanche, de l'Islande, et les printaniers de Norwège. Restent deux groupes importants : l'un comprenant toutes les races de la Baltique avec 55 vertèbres 1/2 en moyenne (55-56 vertèbres), l'autre comprenant toutes les races d'automne de la mer du Nord et de la Manche avec 56 vertèbres 1/2 en moyenne (56-57 vertèbres). Entre ces deux groupes un lot intermédiaire à 56 vertèbres qui occupe précisément une position intermédiaire au point de vue géographique dans les détroits suédo-danois. A un autre point de vue, on peut remarquer que le nombre des vertèbres s'élève quand on passe des races confinées dans des mers peu étendues, à des races de plus en plus pélagiques.

En résumé, nous observons que certaines races se trouvent tantôt très rapprochées, tantôt très éloignées de la nôtre, selon qu'on envisage tel ou tel caractère. Il n'y a guère, dans tout l'ensemble, que deux races qui avoisinent à peu près constamment la race de la Manche, ce sont celles des harengs d'automne de la mer du Nord.

Ainsi les harengs du Nord de la mer du Nord ont le même nombre de vertèbres que les nôtres et ils donnent des chiffres très voisins pour l'indice cranien, la longueur du crâne, la longueur supérieure et la longueur latérale de la tête, ils sont encore assez voisins des nôtres pour la position des nageoires et de l'anus, et nous ne trouvons guère en somme qu'une différence notable entre les deux races, la longueur de la mandibule, très courte dans l'une, très développée dans l'autre, s'il n'y a pas d'erreur dans les moyennes comparées.

Les harengs d'automne du sud de la mer du Nord seraient encore plus voisins de ceux de la Manche, avec le même nombre de vertèbres, la même longueur du crâne, la même longueur de la mandibule, et des valeurs très voisines pour la longueur supérieure de la tête.

Nous sommes ainsi conduits, par les chiffres même de Heincke, à prévoir l'identité ou l'étroite parenté des trois races, et nous allons examiner cette question de plus près avec deschiffres qui nous sont personnels.

COMPARAISON SPÉCIALE DES RACES D'AUTOMNE DE LA MANCHE ET DE LA MER DU NORD

L'analyse qui précède nous a fait pressentir une grande analogie entre les races d'automne de la Manche et de la mer du Nord, ces dernières étant définies par Heincke. Mais ces conclusions exigent une étude plus approfondie; on peut, en effet, suspecter de part ou d'autre des erreurs systématiques; en outre, les chiffres de Heincke ne correspondent pas toujours à des lots suffisamment nombreux. C'est ainsi que pour la race méridionale de la mer du Nord, il a étudié 150 jeunes harengs pêchés à l'embouchure de l'Elbe ou à Héligoland et mesurant en moyenne 15 centimètres de long, puis 17 harengs pris à 25 milles au large de Terschelling et mesurant 139 à 167mm ; nous ne pouvons accepter ces individus trop jeunes et qui pourraient par surcroît présenter un facies local plus ou moins accentué ; il ne reste donc plus pour définir la race que 19 harengs adultes pêchés ça et là aux mois d'août et septembre 1890 par l'expédition de la Sophie. (Tab. 104).

La race septentrionale est beaucoup mieux représentée dans les statistiques de Heincke : nous avons groupé dans le tableau ci-contre les divers lots étudiés par l'auteur : on y peut voir incidemment les fluctuations notables que subissent les indices quand on les calcule sur des lots comparables mais trop peu nombreux.

On voit que les harengs de Heincke proviennent de trois régions bien distinctes : 1º la côte orientale d'Ecosse et les archipels du Nord ; 2º les bancs du Jutland et la côte danoise ; 3º la côte scandinave du Skagerrak. Nous aurions eu peut-être quelque scrupule à confondre tous ces groupes en une seule race, n'ayant pu jusqu'ici étudier que les individus de la première région, mais les indices de Heincke nous y autorisent comme les autres circonstances extrinsèques et en particulier l'époque de la ponte. Nous avons donc fait pour l'ensemble la moyenne des indices. Nous avons fait figurer à la suite du même tableau les chiffres obtenus par nous pour 147 harengs d'automne du Nord de la mer du Nord : 100 de ces harengs ont été pêchés au large des Shetland (40 milles à l'Est magn. de Burrafjord) dans la première semaine de juillet 1902 ; les 47 autres ont été pris entre l'île Fair et les Orcades dans la seconde quinzaine de juillet 1902. Enfin, nous avons rappelé les indices précédemment trouvés pour nos harengs de la Manche.

Nos des tables de Heincke	Origine	Nombre d'individus	Di	Vi	Ai	An	Ds	lcpl	lcps	lcr	lmd	vert
126	Fair Insel	14	2,21	2,03	1,51	96	113	193	—	—	52,3	56,4
127*	id.	31	2,22	2,05	1,53	102	106	194	72,1	59,5	52,5	56,5
»	id.	30	—	—	—	—	—	—	—	—	—	
129*	Peterhead....	24	2,17	2,036	1,51	96	107	200	—	—	—	—
	Moyennes.	69	2,20	2,04	1,52	100	107	196	72,1	59,5	52,4	56,5
53	Jutland Bank.	30	2,19	2,03	1,51	102	109	192 ?	71,8	58,6	52,7	56,6
55	id.	33	2,21	2,06	1,54	99	112	204 ?	73,5	60,7	53,3	56,2
	Moyennes.	63	2,20	2,05	1,53	100	111	198 ?	72,6	59,7	53,0	56,4
50	Bohuslän.....	50	2,17	2,07	1,54	101	112	201	72,3	58,3	52,3	56,6
48	id.	10	2,16	2,07	1,52	99	110	198	72,4	60	52	56,5
	Moyennes.	60	2,17	2,07	1,54	100	112	200,5	72,3	58,6	52,4	56,6
Moyennes générales pour les harengs de Heincke......		192	2,19	2,052	1,527	100	109,4	198	72,5	59,1	52,6	56,5
Nos harengs d'Ecosse		147	2,171	2,023	1,481	102,8	111,3	197,6	72,8	59,2	53,5	—
Nos harengs de la Manche			2,185	2,045	1,505	99,8	110	200,0	73	58,8	54,0	56,6

Les indices trouvés par nous pour la position de l'anus et des nageoires, pour la longueur de celles-ci, concordent avec ceux qui caractérisent la race de la Manche, à peu près autant que ceux de Heincke. Mais on constate que les indices trouvés par Heincke étaient plus forts pour les harengs du Nord que pour les harengs de la Manche ; tandis que nos calculs et nos mensurations amènent le résultat contraire ; l'analogie se trouve donc confirmée plutôt qu'infirmée par ces résultats. Admettons un instant qu'il n'y ait pas d'erreur systématique sensible dans les indices à comparer Di, Vi, Ai, (cette hypothèse est d'ailleurs assez vraisemblable vu la nature des dimensions mesurées), nous pourrons alors combiner les moyennes de Heincke et les nôtres : la même combinaison est encore légitime si les erreurs systématiques de Heincke sont de même sens que les nôtres ; dans le cas contraire, nous aurons des moyennes plus exactes, les lots étant à peu près égaux, mais moins comparables aux moyennes des harengs de la Manche. Cette combinaison nous donne :

Harengs du Nord...... $Di = 2,182$ $Vi = 2,039$ $Ai = 1,507$ $An = 101,2$ $Ds = 110,2$
Harengs de la Manche .. $Di = 2,185$ $Vi = 2,045$ $Ai = 1,505$ $An = \ \ 99,8$ $Ds = 110$

Cette fois ce n'est plus une analogie, mais l'identité entre les deux races.

Nous observerons encore dans le tableau qui précède que les indices *lcpl*, *lcps*, *lmd*, ont des valeurs presque identiques pour nos harengs du Nord et nos harengs de la Manche : en particulier le gros écart que nous donnaient les chiffres de Heincke pour la longueur de la mandibule, s'est considérablement réduit, et les harengs du Nord sont des individus à mandibule longue comme ceux de la Manche et ceux du Sud de la mer du Nord.

Examinons maintenant les harengs d'automne du Sud de la mer du Nord. Nous avons eu entre les mains divers lots conservés dans la glace et provenant tous des parages du Dowsing Bank ou de l'accore sud-ouest du Dogger-Bank : tous ont été péchés dans les mois de septembre et d'octobre 1902. Au total nous en avons examiné 122. Nous donnons ci-dessous les indices relatifs à ce groupe et nous en rapprochons les indices correspondants des harengs du Nord et des harengs de la Manche.

	Di	Vi	Ai	An	Ds	lcpl	lcps	lcr	lmd
Harengs du Nord...........	2,171	2,023	1,481	102,8	111,3	197,6	72,8	59,2	53,4
Harengs du Sud...........	2,186	2,034	1,482	100,9	111,6	196,2	72,8	59,5	53,2
Harengs de la Manche	2,185	2,045	1,505	99,8	110	200	73,0	58,8	54,0

Il est facile de voir que les harengs du Sud de la mer du Nord sont tout aussi rapprochés que ceux du Nord de nos harengs de la Manche, et l'on peut, avec le même degré de probabilité, conclure que ces trois races de Heincke ne se différencient par aucun des caractères examinés dans le tableau qui précède : le nombre de leurs vertèbres, le nombre des carènes comprises entre les nageoires ventrales et l'anus, militent encore dans le même sens, et il est probable que plus nous étudierons des lots nombreux, et plus nous trouverons de convergence entre les indices caractéristiques de ces races prétendues distinctes.

HARENGS DE L'ATLANTIQUE (Entrée de Manche)

Quand nous avons entrepris l'étude comparative des harengs de la Manche et des harengs de la mer du Nord, nous avions admis d'après Heincke qu'ils formaient au moins deux races différentes. Nous voulions vérifier leurs caractères distinctifs connus, et, si possible, en trouver de nouveaux. Ces signalements établis, il eut été facile de distinguer partout les harengs de la Manche, de les suivre en leurs déplacements, de délimiter notamment vers l'Est leur habitat. Si l'on avait pu discerner un hareng de Boulogne et un hareng de Lowestoft, ou même un lot de harengs de Boulogne et un lot de harengs de Lowestoft, nous aurions pu tracer entre les deux bancs une ligne ou une zone de démarcation, peut-être une zone de pénétration. Mais l'hypothèse de Heincke s'est trouvée en défaut, et pour montrer s'il existe ou non une continuité entre les bancs qu'on pêche sur les côtes du Suffolk et ceux que l'on pêche sur les côtes de Flandre, pour trouver l'origine du banc de nos harengs, il nous faudra employer une méthode toute différente, mal certaine et beaucoup plus pénible à coup sûr.

Nous avons été plus heureux en ce qui concerne l'autre extrémité de la Manche, et si nous ne pouvons encore tracer la limite d'extension de nos harengs vers l'Ouest, nous avons accompli du moins une étape importante : nous avons pu établir qu'ils avoisinent de ce côté une race toute différente et facile à discerner.

Pendant les mois d'avril et de mai, les bateaux de Boulogne et de Fécamp, avec quantité de bateaux anglais, pratiquent la pêche du maquereau aux filets dérivants sur la côte S-W d'Irlande : cette pêche se continue ensuite par le travers de la Manche. Or, il arrive souvent que dans les manets quelques gros harengs viennent s'emmailler : nous avons pu nous en procurer un certain nombre ; quelques autres nous sont venus par un coup de chalut donné au large des Sorlingues. Le hareng peut être assez abondant à cette époque, et les captures des manets n'en peuvent donner aucune idée car les mailles beaucoup trop larges ne peuvent capturer que les très gros individus et en outre le mouillage de cet engin à fleur d'eau ne convient pas pour la capture du hareng. En 1902, un bateau de Fécamp a rapporté 150 barils de harengs salés qu'il avait pêchés sur les fonds de Ballycotyn ou de Kinsale, c'est-à-dire à l'entrée du canal St-Georges, mais nous n'avons pu examiner ces individus qui appartiennent sans doute à la même race que ceux dont nous allons parler.[1]

Au premier abord, tous les harengs de cette provenance se distinguent des harengs de la Manche par la forme de la nageoire caudale. Chez eux cette nageoire est relativement moins échancrée : elle est coupée plutôt carrément un peu comme celle des salmonides. Les opercules portent invariablement une large tache rouge carmin très vif qui persiste longtemps, même quand le poisson est conservé dans la glace : cette tache se retrouve parfois, mais à un moindre degré et assez rarement en somme, sur les harengs de la mer du Nord et de la Manche. Enfin, le système des canaux muqueux est extrêmement apparent par transparence sur la lèvre supérieure. Cette particularité peut tenir d'ailleurs à la vieillesse des individus examinés : tous sont très gros en effet comme nous l'avons expliqué ; la moyenne de leur taille atteint 282mm ; pour un lot de 11 harengs la moyenne de leur poids était de 215 grammes et l'un deux pesait jusqu'à 280 grammes. Nous avons établi soigneusement la valeur moyenne des indices pour cette race à l'aide de 50 individus : à la vérité ce nombre est un peu trop restreint pour que les conclusions soient définitives, mais elles sont pourtant très probables, car les divers lots étudiés conduisaient séparément à des résultats très comparables comme le montre le tableau suivant :

(1) Il se fait d'ailleurs au printemps une pêche de harengs assez fructueuse sur la côte du Comté de Cork, et il y aurait lieu de vérifier si ces harengs appartiennent à la race de la Manche ou à la race de l'Océan qui nous occupe en ce moment. La même vérification serait utilement étendue aux harengs que l'on pêche dans la baie de Donnegal, et qui ont été si abondants au printemps de 1901. On prend encore en octobre des harengs guais dans le fond de cette baie de Donnegal, spécialement dans la baie de Ballysodare (Comté de Sligo).

Dates	Origine des lots	Nombre des Harengs	Di	Vi	Ai	An	Ds	lcpl	lcps	lmd	lcr
1902 avril 8	Entrée de Manche	6	2,152	1,962	1,473	94,0	109,7	202,2	73,8	53,7	60,3
» mai 8	Côte S.W. d'Irlande....	11	2,166	1,991	1,500	102,1	111,9	203,7	72,9	54,3	59,1
» » 22	id.	14	2,148	2,01	1,486	107,9	114,1	204.2	72,9	54,7	60,0
» juin 28	Canal St-Georges......	12	2,150	2,012	1,482	102,4	110,5	201,8	73,4	54,3	60,1
» » 10	Au large des Sorlingues	7	2,143	2,033	1,494	103,9	115,0	201,4	73,1	53,9	60,3
Moyennes des harengs de l'Océan..		50	2,154	2,002	1,487	104,4	112,0	202,4	73,1	54,2	59,9
Moyennes des harengs de la Manche			2,185	2,045	1,505	99,8	110	200,0	73,0	54,0	58,8
Moyennes des harengs du Nord de la mer du Nord..................................			2,171	2,023	1,481	102,8	111,3	197,6	72.8	53,4	59,2

Nous remarquerons d'abord l'excellente corcordance des moyennes trouvées pour les divers lots, concordance quasi inespérée, étant donnée l'exiguité de chaque lot. Cet accord est la meilleure garantie de nos chiffres puisque le lot total est trop restreint pour conférer une grande certitude à ses moyennes. Nous tiendrons donc pour probable qu'il y a là une race dont les indices Di, Vi, Ai, sont extrêmement faibles ; aucune de celles que Heincke a étudiées n'en présente d'aussi faibles : c'est donc, de toutes les races connues actuellement, celle qui possède les nageoires les plus rétrogrades et surtout l'anus le plus postérieur ; et à cet égard elle se détache même de nos harengs de la Manche ou de la mer du Nord, qui sont pourtant déjà très spécialisés dans le même sens. Pour les indices caractéristiques de la tête, le tableau nous montre qu'il n'y a aucune différence appréciable entre la race de la Manche et celle de l'Océan. Nous avons relevé soigneusement l'indice cranien sur 32 cranes préparés, et trouvé comme moyenne le chiffre de 34,4, c'est-à-dire rigoureusement la même valeur que pour les harengs de la Manche : la race de l'Océan est donc très brachycéphale.

Pour le nombre de vertèbres, nous avons trouvé en moyenne 56,6, et le rang de la première vertèbre pourvue d'un arc hémal clos est 24,75 ; les chiffres correspondants pour la race de la Manche sont 56,6 et 24,88 : il y a donc encore accord complet sur ce point.

La race de l'Océan est donc extrêmement voisine morphologiquement de la race d'automne de la Manche et de la mer du Nord : elle présente les mêmes caractéristiques, et ne s'en distingue que par la position des nageoires et de l'anus ; la distinction est néanmoins assez considérable et assez nette pour qu'aucune hésitation ne soit possible et pour que l'on puisse sans peine discerner les deux races. Ajoutons que les harengs de l'Océan forment probablement une race d'automne, mais leur ponte pourrait être assez tardive car nous avons encore trouvé une femelle roguée dans le lot débarqué le 8 mai. Des études complémentaires sur cette race s'imposent et il y aura lieu notamment d'en préciser les caractères distinctifs et de vérifier son extension le long des côtes d'Irlande et vers l'entrée de la Manche. Il y aura aussi à chercher si possible son extension vers le large car cette race paraît relativement océanique, et nous savons que des harengs peuvent se trouver assez au large dans cette partie de l'Atlantique ; nous en possédons un individu extrêmement gros qui a été pris au chalut sur le Jones Bank.

HARENGS D'ÉTÉ DANS LA MANCHE

En dehors des grandes pêches qui se font dans la Manche à l'automne et en hiver, on y prend quelques harengs à différentes époques, et si nous ne sommes pas matériellement assuré que les harengs de la Manche restent toute l'année dans la Manche, nous pouvons affirmer tout au moins, qu'il y a des harengs toute l'année dans la Manche.

La grande saison se prolonge assez tard pour les petits bateaux qui ne sont pas pressés de désarmer, jusqu'à la fin de mars par exemple, et de même elle commence d'assez bonne heure si l'on en juge par les premières captures de l'automne qui se font au cours de septembre dans les bas parcs de la côte ; dans l'intervalle, les chalutiers trouvent assez souvent des harengs dans leurs filets. Mais c'est surtout la pêche du maquereau aux petits manets, qui révèle l'existence des harengs dans la Manche pendant l'été. Fréquemment on trouve, emmaillés par la tête dans les filets, des harengs gras, dont les glandes génitales sont en repos. C'est ce que nous appellerons les harengs d'été de la Manche ; mais il est bien entendu que nous n'avons pas en vue une race d'été, c'est à dire une race qui pondrait l'été : il s'agit vraisemblablement d'une race d'automne.

Nous avons pu examiner plusieurs lots de ces harengs pêchés en juin 1902, au total 69 individus : les indices moyens pour ces divers lots présentent une remarquable concordance, et nous en déduirons les moyennes générales avec une sécurité relative assez grande malgré l'exiguité de l'ensemble.

Nous juxtaposons en un seul tableau les valeurs des indices trouvés pour les harengs de juin et pour les harengs d'automne de la Manche : un simple coup d'œil montrera qu'il s'agit bien d'une seule et même race.

Dates	Origine	Nombres	Di	Vi	Ai	An	Ds	lcpl	lcps	lmd	lcr
1902 mars 15	Eddystone (chalut)	11	2,180	2,033	1,503	97,9	110,1	205,5	72,4	54,1	60,4
» avril 22	Mi-anse »	13	2,187	2,076	1,507	101,4	108,5	202,8	73,2	53,8	59,8
» mai 29	» (manets)	10	2,173	2,041	1,524	—	—	—	—	—	—
» juin 11	Varne »	10	2,187	2,017	1,491	103,6	111,8	199,7	73,6	54,1	60,8
» » 12	Beachy Head »	12	2,188	2,069	1,510	102,5	114,6	198,9	72,8	53,8	59,4
» » 14	» »	13	2,188	2,053	1,495	103,8	112,9	201,5	73,7	53,9	60,7
Harengs d'été de la Manche.......		69	2,184	2,050	1,505	101,9	111,6	201,7	73,1	53,9	60,2
Harengs d'automne de la Manche..			2,185	2,045	1,505	99,8	110	200,0	73,0	54	58,8

Ainsi disparaît, au moins pour la Manche, la vieille hypothèse d'une race de pays, d'un hareng halbourg ou sédentaire par opposition au hareng de passage, à la race migratrice ou prétendue telle.

Mais puisque tous appartiennent à la même race, harengs d'automne, harengs de juin pris aux manets, harengs d'été pris au chalut, on peut se demander quelle relation sociale les unit, quelles particularités éthologiques les séparent.

Deux hypothèses sont possibles : ou bien les harengs de juin sont vraiment des harengs vierges, des jeunes qui n'ont pas encore abandonné les *nurseries*, des individus que l'instinct sexuel n'a 'pas encore poussés aux courses ancestrales et qui attendent l'automne pour rejoindre l'armée permanente ; mais alors où se trouve en été cette dernière ? — ou bien ce sont les hordes dispersées de cette armée elle-même, licenciée en quelque sorte et éparpillée pendant la période de repos.

La première hypothèse est assez acceptable pour ce qui concerne les harengs pris aux petits manets : il y a là, en effet, une forte proportion de petits harengs et il y en aurait sûrement beaucoup plus si les mailles du filet étaient plus serrées ; et tous ces harengs sont gras mais privés de produits génitaux. Mais une conséquence s'impose si notre hypothèse est justifiée :

dans toutes les régions de ponte fréquentées par la race d'automne, on doit trouver à certains moments et près de la surface de pareils bancs de harengs vierges. Il en est effectivement ainsi pour la mer du Nord. On pêche des harengs gras, assez petits et privés de produits génitaux devant Yarmouth et Lowestoft pendant les mois de mars et d'avril, c'est-à-dire six mois avant la grande pêche de ces parages, comme on pêche des harengs en mai-juin dans la Manche six mois avant la grande pêche d'automne. Et si nous regardons plus au Nord, nous trouvons pareillement une pêcherie sur la côte orientale d'Ecosse, à Wick, à Anstruther (Firth of Forth) pendant les mois de janvier-février, c'est-à-dire six mois avant le grand passage d'été. Et ces harengs du Firth of Forth ont bien les mêmes indices que les harengs d'automne de la mer du Nord si l'on adopte les chiffres rapportés par Heincke (Tab. 131). Seulement dans ce dernier cas une grosse difficulté subsiste : ces harengs du Forth sont très grands et sur le point de pondre ; cet argument était décisif aux yeux de Heincke puisque l'époque de ponte lui fournissait la base fondamentale de sa distinction des races ; sans examiner ici le bien ou mal fondé de cette opinion, nous remarquons seulement que ces harengs peuvent être mêlés à de petits harengs vierges, et si l'on ne prend pas ces derniers c'est parce que les pêcheurs ont choisi la maille convenable pour prendre les gros ; il y a là certainement une hypothèse à vérifier.

En résumé, notre première proposition paraît assez fondée, et nous croyons que les essaims péchés à la surface dans la Manche au début de l'été sont formés en majeure partie des recrues du prochain banc d'automne. Il s'y mêlerait pourtant des individus plus vieux provenant du banc dispersé, et ceci nous ramène à l'examen de la seconde hypothèse devant laquelle, d'ailleurs, nous ne pouvons nous dérober. Que deviennent les harengs du banc à la fin de la grande pêche ? Ils ne sont pas restés agglomérés et déjà la réduction graduelle du banc à la fin de la saison, en est un premier indice ; de plus si les harengs demeuraient rassemblés quelque part, fut-ce par deux cents mètres de fond, nous le saurions certainement. Il ne peut se produire aujourd'hui aucune agglomération notable d'un poisson quelconque en un point quelconque sans que nous en soyons informés par les chalutiers qui sillonnent tout le plateau continental de l'Atlantique, toute la Manche, toute la mer du Nord. Ces chalutiers poursuivent, en effet, des poissons voraces et ceux-ci poursuivent leur proie ; il en résulte d'instructives rencontres. Nous savons qu'à telle époque les caranx sont rassemblés en tel lieu, ou les spratts, ou les sardines adultes, les anchois, les merlans, car à cette époque et en ce point on trouve une quantité d'espèces plus fortes venues à la curée, et que souvent l'on a suivies jour par jour. Ce sont des merlus, des morues, des colins, des chiens de mer, des roussettes ; ce sont même d'autres espèces réputées plus sédentaires ou moins carnassières et qui sont attirées par la ponte ou les alevins de l'une des formes précédentes. Et si mal adapté que soit le chalut avec ses mailles énormes, il prendrait certainement de grandes quantités de harengs, comme il prend à l'occasion de grandes quantités de maquereaux, de caranx, de sardines, etc.

Or, dans la pratique, les chalutiers prennent un peu partout et presque en tous temps quelques harengs ; nous ne voyons pas qu'ils prennent jamais une quantité notable de harengs : par là nous croyons démontré que le hareng ne demeure pas groupé sur le fond en aucun point des mers continentales.

Il n'est pas davantage groupé entre deux eaux ou à la surface, car sa présence provoquerait encore une réunion de poissons voraces et on retrouverait en abondance des harengs dans leur estomac. Inutile de dire que le hareng n'a pu s'enfoncer au delà de deux cents mètres, dans les profondeurs que le chalut n'atteint pas ; il n'est point adapté visiblement pour de pareilles excursions.

Une seule explication demeure plausible : c'est que les harengs se sont dispersés pendant la période de repos sexuel, et cela un peu partout, à toutes les profondeurs et en tous les points de la Manche. Et nous sommes convaincu que moyennant quelqu'effort on en ferait la preuve directe par des pêches suivies avec un outillage approprié.

CONCLUSIONS

Dans ce premier mémoire, nous avons établi l'identité morphologique des harengs d'automne de la mer du Nord et de la Manche, cette identité ayant été méconnue jusqu'ici ; il en résulte qu'on doit considérer tous ces harengs comme formant une seule race : tout au plus se distingueraient-ils par des particularités éthologiques à déterminer. L'identité et la continuité des bancs que l'on pêche dans la mer du Nord et la Manche devient plausible ; si l'hypothèse contraire est également plausible, ou davantage, la vérification en devient difficile ; on ne peut guère songer à marquer des harengs ; car ces poissons meurent très vite quand on les sort de l'eau. On a tenté pourtant cette méthode en Ecosse ; des centaines de harengs ont été pêchés, marqués et remis à l'eau à Ballantree, dans le Loch Fyne, et le Sound of

Kilbrennen : mais de tout cet ensemble on n'a pu recapturer que deux individus. Il semble donc nécessaire de tenter des pêches spéciales dans les zones
qui séparent les parages de la pêche industrielle.

Vers l'ouest, les harengs de la Manche confinent à une race différente
que nous avons dénommée provisoirement *race de l'Océan*; il serait facile et
très intéressant de déterminer les zones de fréquentation de chaque race, par
l'examen des captures faites sur la côte d'Irlande (sud et sud-ouest) et les
côtes de Cornouailles.

On trouve toute l'année et un peu partout dans la Manche des harengs
qui paraissent provenir de la dispersion du banc d'automne. Il serait extrêmement important d'en déterminer, avec précision, la distribution et les
mœurs. Il y aurait particulièrement à les suivre au moment où leurs organes
génitaux se développent, et où les individus commencent à se grouper.

Nous avons ainsi résolu quelques problèmes qui se posaient impérieu-
sement au seuil d'une étude complète du hareng. Nous en avons soulevé un
plus grand nombre. Beaucoup de ces derniers sont déjà à l'étude et nous
espérons apporter bientôt des résultats nouveaux dans de prochains mémoires

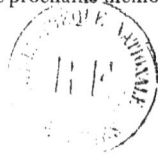

Société Typo-Litho de Boulogne-sur-Mer
IX. 1904

www.ingramcontent.com/pod-product-compliance
Lightning Source LLC
Chambersburg PA
CBHW060503210326
41520CB00015B/4082